RAPPORT

SUR LE PROJET DE RÉDACTION

D'UN FORMULAIRE.

RAPPORT

Sur le Projet de Rédaction

D'UN FORMULAIRE

Pour le Dispensaire de Lyon;

Lu le 6 Janvier 1830 au Comité Médical;

PAR

TH. PERRIN, D. M. P.,

Médecin du Dispensaire et de l'institution des Sourds-Muets de Lyon.

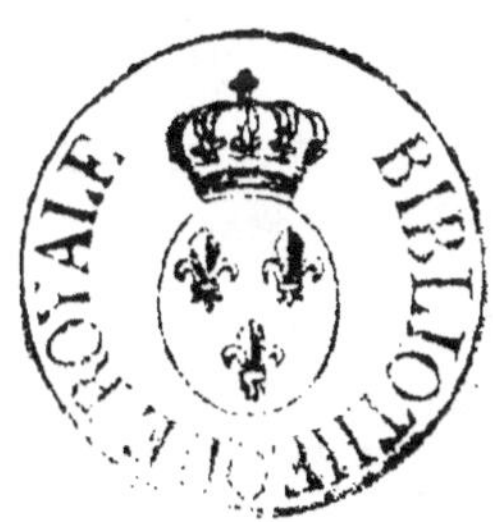

LYON

LOUIS BABEUF, Editeur, rue St-Dominique, n. 2.

1830

RAPPORT

SUR LE PROJET DE RÉDACTION

D'UN FORMULAIRE *.

Messieurs,

Lorsque la Commission chargée de la rédaction d'un formulaire me nomma rapporteur, j'acceptai cette honorable mission, sans réfléchir assez à sa difficulté et à son importance ; mais dès le début de mon travail j'aperçus plusieurs obstacles auxquels j'étais loin de m'attendre.

Je pensai alors qu'il serait convenable de soumettre de nouveau à votre jugement les remarques que j'avais été dans le cas de faire sur la question que vous m'avez chargé d'examiner ; une nouvelle discussion est d'autant plus nécessaire, que depuis la première délibération nous avons l'avantage de voir siéger parmi

* Extrait du *Journal Clinique des Hôpitaux de Lyon*, *publié par MM. J. Gensoul et Alph. Dupasquier*.
Louis Babeuf, Éditeur, rue St-Dominique, n. 2, à Lyon.

nous plusieurs confrères qui n'y ont pas participé, et qui pourront aujourd'hui répandre de nouvelles lumières sur le sujet important qui va nous occuper.

Il est inutile sans doute de rappeler ici qu'un formulaire est un recueil de recettes, ayant chacune des propriétés généralement reconnues pour combattre une maladie. Ces ouvrages, les premiers qu'ait possédés l'art de guérir, furent long-temps les seules ressources où la crédule espérance de l'homme souffrant allait chercher quelque soulagement à ses douleurs. Une expérience aveugle administrait alors, pour telle ou telle maladie, des remèdes que le hasard avait fait découvrir. Des médecins observateurs sentirent bientôt le vice de cet empirisme grossier; ils reconnurent que la connaissance des médicamens et de leurs propriétés est insuffisante, et que l'étude de l'homme a aussi son importance; que les variétés si nombreuses que présentent les malades et les maladies doivent imposer autant de modifications dans les moyens de guérison. Aussi les recueils, si vantés à l'époque où les maladies, considérées comme des êtres indépendans du sujet qui en était porteur, étaient combattues dans l'individu sans égard pour le malade, perdirent cette réputation usurpée, à mesure que les études physiologiques et les observations cliniques firent des progrès. Bientôt les pharmacopées n'occupèrent plus qu'un rang secondaire dans les bibliothèques médicales. Les médecins secouèrent le joug des anciennes prescriptions, de ces formules algébriques dont l'empirisme n'aurait osé modifier la dose, la forme et la composition.

Le formulaire, suivant nous, doit être dans la bibliothèque du médecin ce que les modèles en sculpture sont dans l'atelier de l'artiste : le premier est utile au praticien pour lui rappeler les doses, les proportions et les propriétés des médicamens ; les seconds sont utiles à l'artiste pour lui rappeler l'ensemble et les proportions du corps ; mais l'un devra modifier les formes suivant le sujet qu'il voudra représenter, comme l'autre devra modifier le médicament suivant l'individu qu'il traitera.

L'art de formuler doit dépendre (médicalement parlant) de la connaissance de l'action que les substances médicamenteuses, isolées ou unies entre elles, exercent sur nos corps, action qui change sans cesse, selon les susceptibilités organiques, l'état morbide des organes, les variétés dans la proéminence du système nerveux, sanguin ou lymphatique, l'âge, le sexe, le tempérament des malades et les complications de la maladie. Quel est le praticien qui n'a pas été obligé de modifier certaines formules ? de soustraire une des substances qui la composaient, pour augmenter la dose d'une autre ?

Les recettes qui sont consignées dans les formulaires ne sont là que comme modèles, mais chacun peut et doit s'en écarter toutes les fois qu'il le croit convenable. Je prends pour exemple les pilules de Tissot, indiquées pour stimuler doucement les organes abdominaux. Ces pilules, composées de gomme ammoniaque, de savon médicinal, d'extrait de dent-de-lion et d'un sirop légérement amer, ont été conseillées dans une infinité de maladies chroniques ; mais on peut voir, dans les ouvrages de médecine pratique, cette combinaison de substances imitée de différentes manières, qui toutes peuvent être rapportées au premier modèle donné par ce maître. Ainsi, l'un substitue à l'extrait de dent-de-lion celui de ciguë, un autre celui de fumeterre, un autre trouve le fiel de bœuf préférable au savon : ce ne sont que des variétés d'un type primitif.

On voit par cet exemple, et par beaucoup d'autres que j'aurais pu citer, que la connaissance des composés pharmaceutiques indiqués par les auteurs offre le grand

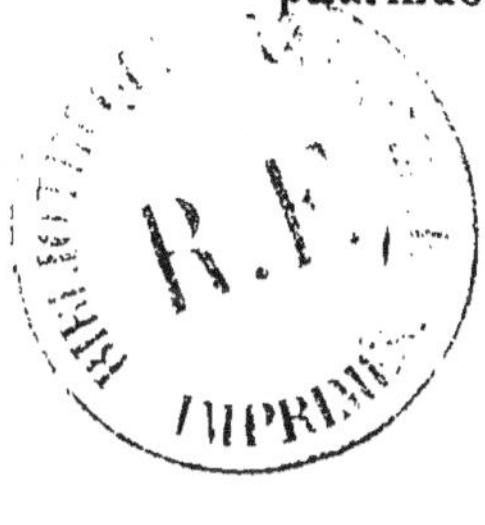

avantage de faciliter le praticien dans l'art de formuler, en rappelant à sa mémoire les formules-modèles qu'il peut modifier à son gré ; c'est aussi sous ce rapport que les nosographies facilitent l'étude de la médecine, en classant les faits dans un ordre méthodique. Chaque division établie sur la route de la science devient un repos qui soulage la mémoire, en mettant de l'ordre dans les idées ; mais, comme la nature se joue de nos divisions, le praticien doit faire peu de cas des nomenclatures. Le spectacle si varié des phénomènes morbides, les mille nuances d'une nature qui, sortie de son état normal, se livre à des mouvemens déréglés et tumultueux, avertissent le médecin de modifier en autant de manières les moyens que l'art met à sa disposition. Il faut le plus ordinairement alors qu'il s'écarte de la règle et agisse d'après son expérience. C'est pendant qu'il a sous les yeux le tableau de la maladie, et lorsqu'après avoir interprété le langage des organes souffrans, il est parvenu, par l'analyse des signes, des symptômes et la recherche des causes, à préciser son caractère et à mesurer son intensité ; c'est alors, dis-je, qu'il doit rassembler les moyens qui lui paraissent les plus propres à la combattre. La thérapeutique doit dans ce moment se prêter pour lui à toutes les modifications qu'il voudra lui imprimer : formes, mélanges, doses, proportions, tout doit être sous sa dépendance ; la règle est alors l'indication du moment.

Aussi, Messieurs, lorsque l'administration des hôpitaux de Paris voulut, il y a quelques années, faire rédiger un formulaire général destiné aux nombreux hôpitaux de la capitale, les médecins auxquels ce plan fut présenté s'opposèrent à son adoption.

Outre ces motifs, qui sont, je pense, de quelque poids, il en est d'autres dont vous sentirez la justesse. Combien rencontre-t-on de nos jours de médecins qui soient parfaitement d'accord sur l'action et les propriétés des médicamens? Une maladie donnée, chaque praticien n'a-t-il pas son traitement de prédilection, qu'il emploie de préférence à tout autre? Ainsi, en prenant pour exemple les maladies vénériennes, ne voyons-nous pas les uns combattre le virus syphilitique par les sels mercuriels pris à l'intérieur? d'autres regarder ce moyen comme nuisible, et préférer la méthode des frictions ou celle des sudorifiques? enfin, n'avons-nous pas vu de nos jours des médecins rejeter toutes ces méthodes et traiter les maladies vénériennes anciennes et récentes, et, sous quelque forme qu'elles se présentassent, par les seuls antiphlogistiques?

Que de bigarrures ne trouverions-nous pas, si nous voulions signaler le choix que chaque praticien croit devoir faire du mode d'administration de la même substance médicinale, que l'on peut également donner en pilules, en prises, en pastilles, en suspension dans un liquide ou sous forme d'électuaire!

C'est ainsi que chaque médecin, d'après l'impulsion qu'il a reçue dans ses premières études médicales, ou d'après l'expérience que lui fournit sa pratique journalière, adopte ou repousse telle ou telle médication, préfère administrer tel médicament sous telle forme plutôt que sous telle autre: c'est ce qu'il nous a été facile d'observer, en comparant les différens matériaux qui nous avaient été remis par chacun de vous; nous y avons trouvé toutes les divergences que nous venons de vous signaler. Quand je dis *divergences*, je n'entends ici blâmer en principe aucune de ces formules: que l'on appartienne au vitalisme, au solidisme, à l'humorisme, chacune de ces divisions, représentée par de grands noms scientifiques, est capable d'occuper de vastes intelligences; et comme en définitive la thérapeutique de chaque médecin est l'expression de son idée dominante, qu'elle est la contre-épreuve de la doctrine qu'il a embrassée, nous devions nécessairement trouver un cachet particulier aux travaux de chacun.

En effet, les différens systèmes qui se sont succédé en médecine, ont tour à tour nié ou exagéré l'effet et l'action de chaque médicament; chaque révolution a produit un bouleversement dans la matière médicale, qui a varié à l'infini ses composés, et s'est reproduite sous mille formes différentes; de là vient que chaque époque a vu paraître son formulaire, que chaque nation a sa pharmacopée légale; qu'en France, par exemple, et ailleurs, il existe une pharmacopée nationale, une pharmacopée des hôpitaux civils, une pharmacopée des hôpitaux militaires; qu'outre cela chaque hôpital a son formulaire, et chaque médecin ses recettes à lui. C'est ce qui a fait dire à un auteur dont le nom m'échappe, que *l'humanité attend et attendra long-temps encore un Montesquieu qui fasse l'Esprit des lois pharmaceutiques.*

Cependant, au milieu de tant de richesses, le jeune praticien est souvent embarrassé, un auteur proclame cette préparation héroïque quand un autre la dit insignifiante ou nuisible. Cette opposition dans la manière de voir résulte souvent du plus ou moins d'habitude de l'emploi de cette substance, ou de la conduite de ce traitement; et plus d'un médicament n'a eu tant d'efficacité, que parce qu'il était administré par un praticien habitué à en apprécier l'action et à en prévoir toutes les conséquences; tandis qu'il est sans effet ou même nuisible entre les mains d'un autre qui aurait peut-être réussi en employant la méthode qui lui était familière.

D'après ces différentes considérations, il est à croire, Messieurs, que, quelle que soit l'étendue que vous donniez à votre formulaire, vous ne parviendrez jamais à satisfaire toutes les exigences et à contenter tous les esprits : les uns trouveront trop d'économie où d'autres ne verront que prodigalité. On a dit qu'il serait permis à chaque médecin d'employer des médicamens et des substances qui ne feraient point partie du formulaire ; mais l'Administration, qui ne peut apprécier le motif d'un changement, ne trouvera-t-elle pas étrange que nous sortions du cercle que nous nous serons tracé nous-mêmes ?

Le premier motif qu'on avait fait valoir pour la rédaction d'un formulaire adapté aux besoins du Dispensaire, était l'économie de temps qu'un travail fait d'avance dans le laboratoire procurerait aux employés de la pharmacie. Il existe, je le sais, un certain nombre de composés pharmaceutiques qui, par la longueur du temps nécessaire à leur préparation, exigent d'être faits en provisions : tels sont les onguens, certaines pommades, quelques électuaires, les pastilles et un grand nombre de préparations chimiques, etc., etc. ; mais cette prévoyance est du ressort du pharmacien.

On sait que les substances les plus simples perdent facilement leurs vertus par leur séjour dans les officines, quelque soin que l'on prenne d'ailleurs pour les bien conserver : les poudres sont surtout dans ce cas. La plupart des purgatifs tirés du règne végétal, doivent leur vertu à une substance âcre et subtile qui se dissipe en partie, lorsqu'on garde trop long-temps le remède à l'état pulvérulent. Les huiles de lin, d'amande douce, de ricin, ne jouissent de leur propriété bienfaisante, que lorsqu'elles sont récemment exprimées. Est-il nécessaire de prouver que, si les substances simples subissent des changemens livrées à elles-mêmes, elles doivent s'altérer dans une infinité de circonstances lorsqu'elles se trouvent réunies.

Un second motif (et le principal sans doute) fut l'é-

conomie que l'on pensait devoir obtenir par l'exclusion
d'un grand nombre de préparations pharmaceutiques.

Je réponds à cela que notre pharmacie étant destinée
à fournir des remèdes non seulement aux malades
pourvus de cartes, mais encore aux malades payans,
elle doit être constamment assortie et pourvue de tout.
Je conviens que la pharmacie du Dispensaire étant due
à la générosité de nos concitoyens, nous devons mé-
nager ce trésor du pauvre; mais ne pensez-vous pas,
Messieurs, que nous devons arriver nous-mêmes li-
brement à cette économie, par le choix de nos moyens,
sans y être contraints par le peu de ressources que
nous aurions à notre disposition ? ··

Voudrait-on avoir des remèdes pour les malades du
Dispensaire, et d'autres réservés aux malades payans?
Sans parler ici de ce que cette démarcation aurait d'af-
fligeant, quel embarras et quelle difficulté pour la faire! Je sais que, bien que les maladies soient les mêmes
pour tous, il est pourtant certains remèdes qui paraissent spécialement destinés aux classes riches de la so-
ciété; qu'il y a, pour ainsi dire, la thérapeutique de la
grande et de la petite propriété; mais ces distinctions
sont plus aisées à concevoir que faciles à préciser. Cette répartition dans les moyens de guérir tient à un tact
particulier qui est une des qualités du médecin. Il
saura conseiller à l'homme riche les nombreux moyens
réservés à l'opulence, comme aussi il saura juger ce
que le malheureux a le droit d'attendre de la bienfai-
sance publique, c'est à dire le nécessaire et tout le nécessaire.

Ainsi, par exemple, les bouillons de tortue et de
vipère doivent être ordonnés à ceux qui peuvent en
faire les frais. Le docteur Sainte-Marie, à qui nous devons un excellent formulaire raisonné, conseille de
substituer, pour la classe indigente, la chair de lézard

vert (lacerta vulgaris) à celle de la vipère, et de remplacer la tortue par la grenouille : les bouillons, selon lui, ne perdent rien à ce changement. Il en est de même de la plupart des substances exotiques, auxquelles on trouve des suppléans indigènes qui ont les mêmes propriétés. Quant au luxe des sirops, des pastilles, des pâtes gommeuses et sucrées, des aromates de toute espèce, il peut être utile à la médecine des gens du monde ; mais il ne peut l'être aux malades du Dispensaire ; et encore ces médicamens demanderaient-ils quelques exceptions qui empêcheront toujours de tracer des limites exactes. Je dirai donc, pour me résumer, que l'économie ne doit point être dans la pharmacie, mais bien dans l'esprit du médecin ; que c'est nous qui devons concilier les indications à remplir, avec toute l'épargne qu'il est possible de mettre dans le choix des moyens qui doivent être les plus simples et les moins coûteux.

Si, après avoir examiné la question sous son point de vue matériel, nous nous élevons à un autre ordre d'idées, de nouveaux motifs viendront éclairer notre jugement et faciliter notre décision.

Pour quiconque a suivi la marche des sciences médicales, il est aisé de voir que nous touchons à l'époque d'un grand changement dans la direction des études. L'émulation paraît s'être épuisée à la recherche des lois de l'irritation et des théories physiologiques, et tout annonce que l'esprit d'observation va prendre la place de l'esprit de système.

C'est toujours au moment où de brillantes théories médicales touchent à leur fin, au moment où l'on commence à apercevoir le vide d'une doctrine qui, féconde en interprétations ingénieuses, échoue dans son application ; c'est alors, dis-je, que l'on voit les médecins revenir aux études cliniques, et, mettant de côté toute explication hypothétique, se tenir à l'observation des faits. Les systèmes, après avoir régné avec éclat, ne sont plus alors regardés que comme les romans de la science, que comme les écarts d'une brillante imagination. Toutefois les hommes d'un génie supérieur, en produisant ces révolutions dans les idées reçues, sont toujours la cause première d'un pas fait à la perfection. S'ils proclament quelques erreurs en pénétrant dans les profondeurs de la science, ils mettent au jour de grandes vérités que le temps et des travaux vulgaires n'auraient pu faire découvrir. On leur devrait admiration et reconnaissance, s'ils n'avaient fait en même temps la gloire et le malheur de leur siècle. Car, comme l'a dit le professeur *Cayol*, « les systèmes en médecine « sont des idoles auxquelles on sacrifie des victimes « humaines. »

La médecine physiologique, fondée sur les propriétés de la vie, n'ayant admis à peu près qu'une seule forme pathologique, *l'irritation*, n'a aussi admis qu'un genre de remède, les *antiirritans*, c'est à dire les antiphlogistiques. Aussi, sous l'empire de ce système, la thérapeutique, loin de s'enrichir dans la proportion des autres branches de la médecine, a réellement fait un pas rétrograde. Une foule de substances et d'agens, qui jusque là avaient été généralement regardés comme salutaires, ont été proscrits et sont tombés dans l'oubli ; les nombreux travaux qui avaient été faits avant nous sur les propriétés des médicamens, ont cessé d'être consultés, et l'on était parvenu à ce degré de scepticisme, que l'on doutait de la vertu des substances les plus héroïques.

Mais, comme il est dans la nature de l'esprit humain d'avancer toujours, cette science, qui était restée quelque temps stationnaire, reprend aujourd'hui une activité toute nouvelle. Est-ce au moment, Messieurs, où les études cliniques prennent un nouvel essor, au moment où la thérapeutique, si intimement liée à la médecine d'observation, va s'enrichir de moyens qui nous sont encore inconnus, où chaque praticien sera empressé de soumettre à de nouvelles épreuves les nouveaux produits qui sortent chaque jour des laboratoires des chimistes, ainsi que les substances qui nous sont indiquées par les voyageurs naturalistes ; est-ce, dis-je, le moment de jeter l'ancre et de nous renfermer dans un cercle étroit et mesquin ?

Supposons un instant que notre formulaire soit fait depuis dix ans : aurions-nous le sulfate de quinine, la morphine, la thridace, l'iode, le chlorure de chaux, etc., etc? Le formulaire que nous arrêterions aujourd'hui serait bientôt tout aussi imparfait : les travaux de la médecine actuelle nous promettent d'aussi riches découvertes.

L'esquisse que je viens de vous tracer, quoique très imparfaite, doit, ce me semble, vous faire sentir combien il nous importe de ne pas élever autour de nous une barrière que nous serions sans cesse tentés de franchir.

La nature même de notre institution nous place dans la position la plus favorable, si ce n'est pour faire de nouvelles découvertes en thérapeutique, du moins pour confirmer par de nouvelles expériences celles qui nous sont offertes. Réunissons nos modestes travaux à ceux de tant de Sociétés savantes qui en France, et principalement en Allemagne, tâchent d'augmenter le nombre des médicamens dont l'effet est certain, de préciser avec plus d'exactitude l'action que chaque médicament a sur tel système, sur tel organe, sur telle fonction.

« La thérapeutique, dit le docteur Sainte-Marie, n'est « pas seulement une science nouvelle par l'espace im- « mense qui s'ouvre devant nous, quand nous exami- « nons les découvertes à faire, et que l'état actuel

« des choses rend possibles ou présumables ; cette con-
« sidération s'augmente encore de l'incertitude qui rè-
« gne dans les règles déja établies, et que nous avons
« la présomption de croire les plus fixes, les plus inva-
« riables, les plus infaillibles ». (Nouveau formulaire médical et pharmaceutique, par Etienne Sainte-Marie, Lyon, 1820,
pag. 21.)

Pourquoi n'aurions-nous pas, Messieurs, des séances
particulièrement destinées à éclaircir quelques points
de matière médicale, à régulariser quelques principes
généraux de thérapeutique? Ces travaux, ainsi que ceux
que vous vous proposez d'entreprendre sur *les maladies
chroniques*, donneraient un intérêt de plus à nos réunions.

C'est ainsi qu'en conservant l'indépendance si nécessaire à notre art, nous pourrions être utiles à l'humanité, faire quelque chose pour la science et nous
maintenir toujours à sa hauteur.

N. B. — Le Comité Médical du Dispensaire a adopté, séance
tenante, les conclusions de ce Rapport.

IMPRIMERIE ANDRÉ IDT, RUE ST-DOMINIQUE, N. 13, LYON